Sexualidad Sustentable:

Una guía para una vida sexual exitosa después de una lesión medular.

Marcalee Sipski Alexander, MD

traducción al español por Beatriz Di Giusto y Melina Longoni Di Giusto

Reconocimientos

Quiero Agradecer a Raymond Rosen, Craig Alexander, Lesley Marson, Frederique Courtois, y Jean Gabriele Previnaire por todo el trabajo realizado para ayudar a revelar todas las sutilezas de la sexualidad en las personas con y sin lesión medular y a Nicole Miller, Amy Creamer y Sterling Alexander por sus sugerencias y revisión de este trabajo antes de su impresión. Gracias también a Beatriz Di Giusto y Melina Longoni Di Giusto por realizar la traducción al español.

Aviso Legal

Las recomendaciones y las opiniones expresadas en este libro son enteramente del autor.

Por favor usa este libro como un disparador para forjar nuevas ideas, pero recuerda que necesitas consultar a tu médico si la medicación o las nuevas técnicas son seguras para ti

Gracias.

Introducción

Si estás leyendo esto es porque tú o tu pareja tienen una afección o lesión medular. Esto te hace una persona especial y en relación a tu vida sexual tienes mucho potencial.

El Sexo es una parte muy importante de la vida. Sin él ninguno de nosotros estaríamos aquí. Pero cuando una persona se enfrenta con la magnitud de dilemas asociados con la disfunción medular, el sexo se pone en segundo lugar.

El Dolor, la perdida de capacidades motoras y sensoriales, las alteraciones en la función de la vejiga e intestino y la perdida de independencia que acontece son devastadoras y consumen su existencia.

Y con toda esta miríada de preocupaciones, muchas veces se dejan de lado la sexualidad, la intimidad y simplemente el placer físico de la excitación y el orgasmo

Esto es especialmente importante porque para muchas personas es uno de los temas más relevantes de su vida. Sin tener en cuenta que, también hay beneficios que derivan del sexo que pueden hacer tu vida más fácil.

Personalmente no tengo una lesión medular, más bien soy una Médico especialista en medicina física y rehabilitación e investigadora, que ha trabajado con muchas personas con lesiones y trastornos medulares. El sexo es importante para todas las personas, sin importar si padece de una lesión medular o no, pero en general no nos proveen con la suficiente información sobre el sexo.

He investigado sobre la función sexual y la sexualidad después de una lesión medular por más de 30 años. Durante este tiempo también he madurado y consecuentemente he aprendido mucho sobre la sexualidad y el envejecimiento y otras cuestiones más,

Teniendo en cuenta lo importante que es la sexualidad, la vida se empeña en crear obstáculos multitudinarios que hacen un reto continuar con una vida sexual saludable . A pesar de todo, es un reto gratificante y uno que vale la pena perseguir.

Por esto, después de años de escribir artículos profesionales y experimentar mis propios desafíos, me di cuenta de la necesidad de compartir con ustedes algunas premisas que pueden usar para que su vida sexual sea más significativa y grata.

Tengo la esperanza que después de leer este libro y aprender más sobre tú propio potencial sexual compartirás esta información con tus amigos y amantes,

Para empezar, se honesto contigo mismo y los demás.

El secreto para tener un buen sexo es la comunicación y la franqueza. Si no puedes comunicarte y ser honesto contigo mismo sobre tus miedos y creencias, es difícil que lo puedas compartir con tu pareja.,

Por otro lado, si tienes una comunicación interior buena pero no tienes la capacidad de compartirla con tu pareja, te será muy difícil tener una buena relación sexual. Si tienes problemas sexuales serios o de larga data, estos no desaparecerán después de la lesión medular, y es importante que consultes a un profesional calificado para que te asista.

Una gran parte de la comunicación involucra tomarse el tiempo para conocerse.

Puedes haber sido virgen cuando tuviste la lesión medular. En este caso, es importante saber que independiente de que tu seas sano o tengas una lesión medular, las primeras veces que tienes sexo son generalmente incomodas y lejos de ser la escena idealizada romántica que se muestran en las películas y revistas.

Debes darte cuenta que para tener sexo sensual y satisfactorio se necesita tiempo y que no obstante tu lesión medular, tienes el augurio y el potencial para dar y recibir placer.

Si por el contrario, no eres virgen, para entender como tu lesión medular afectó tu función sexual, debes ser franco al evaluar su función sexual previa a la lesión. Muchos de nosotros tenemos problemas sexuales en la vida,

Estos problemas pueden comenzar en la niñez y pueden estar relacionados al abuso sexual o falta de una educación sexual adecuada. Algunas personas nunca se sienten confortables cuando tienen una vida sexual activa y tienen problemas de excitación u orgasmo antes de su lesión medular.

Muchas veces tenemos mucha ansiedad sobre el sexo debido a nuestra apariencia, Otras veces estamos estresados con los problemas del día a día y el sexo llega a ser un problema debido a la preocupación.

Otras veces, tu pareja puede tener problemas que también te afecten. También existe la posibilidad que seas uno de los pocos individuos afortunados que siempre han sido bendecidos con una vida sexual exitosa.

Independientemente del lugar al que perteneces en este espectro, es importante reflejar tu función sexual anterior a la lesión medular para estar seguro de abordar los problemas anteriores antes de determinar el impacto que ha tenido la lesión medular en tu función sexual.

Cultura

Una parte para entender el efecto de tu pasado involucra entender las cuestiones culturales que conforman tu identidad,

Independientemente de que lo reconozcamos o no, cada uno de nosotros procedemos de un contexto familiar específico, siendo posible que tu contexto sea no tener una familia.

Y cada familia tiene su propia historia, muchas veces relacionada a nuestra cultura. Algunas culturas tienen más libertades sexuales mientras otras tienen costumbres más cerradas y puede ser que estés acarreando un pesado bagaje emocional,

En mi propia familia yo no he recibido ninguna educación referente a la menstruación, la anatomía o sexualidad. Esencialmente las charlas sobre sexualidad eran tabú y de alguna manera, esto despertó mi interés en educar sobre el tema.

En algunas culturas, es el hombre el jefe de familia, en otras es la mujer. Algunas adolescentes crecen usando bikinis y minifaldas y lo continúan haciendo por el resto de su vida.

Algunas religiones obligan a las mujeres a cubrir sus cabezas y cuerpos cuando están fuera de sus casas. Otras religiones dicen que la masturbación y el control de natalidad son pecados. En contraste, algunos países y lugares permiten la prostitución legal.

Comprendiendo tu trasfondo cultural y religioso puedes trabajar para adaptarte a cualquier limitación que te sea impuesta por estos prejuicios. Además, puedes trabajar para conseguir congruencia entre lo que sientes según tu cultura y religión y como expresas tu sexualidad después de una lesión medular.

Problemas psicológicos

Los problemas emocionales y psicológicos pueden ser grandes detractores en cuanto al sexo, Las personas que están deprimidas, como muchas de las que sufren depresión después de la lesión medular, así como las personas que están ansiosas y preocupadas, en general tienen menos interés en el sexo

Más aún, si estás ansioso y pensando en otras cosas mientras tienes una vida sexual activa, esto también te impide disfrutar del momento. Esto puede pasar a cualquier edad y a cualquier persona. Como un estudiante tú puedes estar pensando en el examen que vas a tener mañana,

Como padre tu puedes estar pensando en tu bebe, si va a llorar o si tienes un hijo adolescente, cuando llegara a casa. Como un adulto mayor, tu puedes estar preocupado por si tu Corazón resistirá o si tus genitales responderán adecuadamente cuando estás teniendo relaciones o estar mirando como tu cuerpo reacciona y pensar sobre todas las cosas que existen ahora en relación a cuando eras joven,

Esto es algo que Master and Johnson[1] llamaron "Auto observarse" (spectatoring) y es una razón para la disfunción sexual. En vez de estar en el momento presente, tú estás pensando y mirando lo que está pasando mientras estas teniendo relaciones sexuales lo que tiende a arruinar toda la experiencia sexual.

Para combatir la auto observación, yo animo a las personas que practiquen mindfulness[2]. Mindfulness implica estar en el presente y tener atención enfocada en lo que uno está haciendo. Puedes practicar mindfulness sentándote en un lugar en silencio y observar y sentir su respiración, en las fosas nasales o en el abdomen, puedes probar a hacer esto por unos minutos al principio y después progresar hasta los 10 a 20 minutos por día

Cuando tu mente entra a divagar, lo que inevitablemente hará, entonces, debes tomar conciencia y sin juzgar que te has dejado llevar por sus pensamientos y volver a enfocarte en la respiración.

De la misma forma si esto pasa cuando estás teniendo relaciones sexuales, necesitas volver al presente y disfrutar de lo que tu cuerpo está sintiendo y los sonidos que está experimentando.

Existen muchas maneras para practicar mindfulness o meditación y si la auto-observación es un problema para ti, practicar mindfulness durante los momentos que no estás teniendo una experiencia sexual puede ayudar a concentrarte durante el coito.

Como puedes ver, los problemas psicológicos pueden impactar en tu vida sexual, sin importar la edad, Esto es un tema importante para considerar, sin importar si tienes una pareja en este momento o no. Si tienes pareja, es fundamental entender cuáles son tus problemas en relación a la sexualidad y como estos problemas impactan en tu relación,

Además. Si estos problemas tienen un gran impacto en tu vida, es importante que los comuniques no solo a tu pareja sino también, busques la ayuda de un profesional,

Hablar sobre todas las disfunciones psiquiátricas y psicológicas que pueden afectar tu vida está más allá del alcance de este libro; no obstante es importante abordar los problemas psicológicos que estás atravesando y esto no solo te va a permitir mejorar tu vida sexual sino también todo lo que tú desarrollas durante el día

Parejas

Tener pareja es una de las grandes alegrías de la vida. Estar cerca de las personas es importante y hay muchos estudios que demuestran los beneficios de la compañía.

Pero en cualquier Amistad o relación hay muchos altibajos y lo que le pasa a una persona influye en la otra.

Entonces, si tu pareja tiene una lesión medular, puedes estar estresado emocionalmente pero también necesitas priorizar las reacciones psicológicas de tu pareja con lesión medular. Y si tú eres la persona con lesión medular, puedes estar contrariado, pero ten en cuenta que tu pareja sin discapacidad también está sufriendo debido a lo que te pasó.

Habiendo dicho esto, los cambios drásticos en nuestras vidas, como los que implican una lesión medular, muchas veces despiertan un aluvión de emociones además de la depresión. También se puede sentir miedo al futuro desde la perspectiva de la vivienda, profesión, recreación y finanzas, y la memoria de un pasado que puede verse a través de un cristal de color rosa. Y con todo esto pasando al mismo tiempo, tú puedes tener un cambio en el deseo sexual.

Muchas veces la persona con lesión medular pierde todo interés en el sexo. A veces es tu pareja la que no tiene discapacidad, que pierde la libido.

He visto muchas personas con lesión medular que tienen interés en tener relaciones sexuales pero se sienten devastados porque sus parejas no tienen más interés en tener intimidad con ellos.

Puede ser que la actividad sexual de la pareja venía decayendo antes de la lesión medular y la lesión es solo una excusa para dejar de tener relaciones o puede ser que la lesión es abrumadora para la pareja y no están capacitados para manejarla.

Independientemente de las razones, la mejor manera de manejar este tipo de situación es hablar con tu pareja. La clave es la ¡comunicación! Pero hablar también puede ser difícil, y en este punto es cuando la pareja se puede beneficiar con ayuda externa.

Puede ser su médico, un psicólogo un trabajador social, un consejero matrimonial o asesoramiento entre pares. Hablar sobre como tu lesión medular está impactando en tu relación de pareja es muy importante.

Un tercero imparcial puede ayudar a las parejas a dilucidar los problemas que ellos no pueden ver y poder discutirlo en un ámbito neutral. Haciendo esto te sentirás seguro en la relación y vas a poder entender lo que siente tu pareja.

Asimismo, tu pareja se va a sentir segura y va a entender lo que estás sintiendo, Además cuando puedas hablar de estos temas con tu pareja, el impacto en tu vida sexual va a ser increíble.

Muchas relaciones entre personas sanas mueren debido a la falta de comunicación. Abrirse después de una lesión medular puede prevenir el deterioro de la relación y hacerla mejor que nunca. Y, si tú tienes una lesión medular y estás empezando una nueva relación sexual, la puedes comenzar con fundamentos y expectativas sinceras y honestas.

Re configuración de los circuitos cerebrales y la importancia de una examen neurológico detallado.

Para comprender el impacto de tu lesión medular particular en la función sexual, es necesario e importante tener conocimiento de la respuesta sexual y como ésta se altera debido a la lesión medular. En general, para entender el impacto de la lesión medular en la respuesta sexual es más fácil conocer las dos fases diferentes de respuesta.

Estas incluyen la excitación sexual y el orgasmo. Además del deseo de aumentar la estimulación, lo más importante que le pasa a tu cuerpo durante la fase de excitación incluyen el aumento del ritmo cardíaco, del ritmo respiratorio y la presión arterial tanto en los hombres como en las mujeres.

Entre otros cambios en los genitales, está la erección en los hombres y el agrandamiento del clítoris y la lubricación vaginal en las mujeres.

Muchas veces las personas no se dan cuenta que hay dos vías neurológicas que dan como resultado la erección o la lubricación

La primer vía, generalmente llamada, vía psicogénica o psicológica, y el impulso, comienza en tu cerebro cuando hueles, piensas, ves, escuchas o sientes algo que te estimula sexualmente.

El impulso viaja hacia abajo a través de su columna vertebral al área lumbar y sacra, donde se genera un segundo impulso que va hacia el pene en los hombres y hacia la zona de la vagina y del clítoris en las mujeres y produce un aumento del flujo sanguíneo.

El resultado es la erección del pene en los hombres y o la ingurgitación del clítoris y la lubricación vaginal en las mujeres. Con la otra vía, la vía refleja, la estimulación neurológica en la piel o en los vellos de la región genital causan un impulso neurológico local que produce un aumento por reflejo del flujo sanguíneo y la erección en el hombre o la ingurgitación del clítoris y lubricación en las mujeres.

En las personas sanas, normalmente, la erección o la lubricación sucede debido a una combinación de las dos vías, y una vía neurológica puede potenciar o bloquear la otra.

Solo porque alguien se topa contigo no significa que vayas a tener una erección o una lubricación refleja, porque la vía neurológica activa en el cerebro hacia los genitales, lo previene.

Sin embargo, en algunos patrones de disfunción medular, se puede tener una erección o lubricación refleja con el movimiento del catéter o el hecho de tocar los genitales accidentalmente, debido a que la vía del cerebro que puede inhibir esto, no funciona. Esto no significa que tú estés sexualmente excitado.

Dependiendo en el lugar donde se aloje la lesión medular, estará alterada la capacidad para tener erecciones en los hombres y lubricación en las mujeres.

Por ejemplo, si tienes cuadriplejia o tetraplejia o tienes un nivel alto de paraplejia (arriba de T10), la lesión medular está más cerca del cerebro y mientras existan reflejos en las piernas y en el área del ano, normalmente vas a tener la facultad de tener erecciones o lubricación reflejas, aunque no tengas sensibilidad en esa zona.

En contraste, la capacidad de tener lubricación o erección psicógena o no, va a depender de la sensibilidad en la zona entre el ombligo y el lugar donde estarían los bolsillos.

Cuanta más sensibilidad tengas en la zona del ombligo al lugar donde están los bolsillos, más posibilidad tendrás de poder lograr una lubricación o erección psicógena

En otras palabras, esto significa que cuanto más estimulación psicógena tengas o cuanto más estimulación cerebral tengas, proveniente de besos, caricias, mirar películas o estar en un entorno con velas y música romántica, más probabilidades tendrás de lograr una erección o lubricación.

Contrariamente, si tu lesión medular es por debajo del nivel de T10 y no tienes ningún reflejo en el área rectal, es muy posible que no puedas lograr tener una erección o lubricación refleja.

No obstante, basado en donde se aloja tu lesión medular, deberías lograr erecciones o lubricación psicógena si conservas sensibilidad entre el ombligo y el área de los bolsillos.[3,4] Además, si tu lesión medular es debajo del nivel de T10 y conservas algunos reflejos del área rectal, puedes tener erecciones o lubricación reflejas parciales.

Las erecciones y lubricaciones psicógenas dependerán de la sensación que se conserva en la región entre el ombligo y el área de los bolsillos.

Otro aspecto importante para las personas cuando mantienen una relación sexual es el orgasmo. Desgraciadamente el orgasmo no está bien entendido, esta exaltado y se considera un gran misterio. El orgasmo se considera por los franceses como "le pettit mort" o la pequeña muerte, lo que, a mi entender, enfatiza el impacto neurológico del orgasmo, A pesar de que los medios y la sociedad ponen el foco en el tamaño y la apariencia de los genitales de la persona, estos son irrelevantes cuando consideramos la capacidad de tener un orgasmo.

El orgasmo es una respuesta refleja del Sistema nervioso autónomo, la parte del sistema nervioso que controla el latido del corazón, la respiración y la digestión.

El Sistema nervioso autónomo consta de dos partes. Una es la excitación simpática que se produce durante la fase del orgasmo, con el aumento del ritmo cardíaco y respiratorio y la segunda, es la que sigue por la resultante activación parasimpática que disminuye el ritmo cardíaco y presión sanguínea durante la fase de resolución.

Más aun, aunque no se sientan externamente los genitales, las personas con trastornos medulares tienen orgasmos.

Esto se debe a que al tener una lesión medular, la otra parte del Sistema nervioso, el sistema nervioso voluntario o somático es el que está lesionado y es el responsable de producir el movimiento de los brazos y las piernas cuando sientes que te tocan la piel, y no el que mantiene tu corazón latiendo, tus pulmones respirando y las funciones de la vejiga, intestinos y sexuales funcionando.

Muchas veces, la persona con lesión medular no consigue llegar al orgasmo debido a que desisten a estimular sus genitales porque no sienten las mismas sensaciones.

Es un hecho demostrado que no obstante la perdida de sensación en la superficie de los genitales, las personas han tenido orgasmos a través de la estimulación genital después de una lesión medular, aunque le tome más tiempo que a una persona sana.[1]

Combinando los datos de varios estudios, mi colega OLesley Marson y yo encontramos que 942/1811 mujeres y hombres con todo tipo de lesiones medulares reportaron haber llegado al orgasmo. Lo que significa un 52% de las personas con lesión medular que tienen relaciones sexuales.[5]

No obstante, estas personas no tenían ningún tipo de tratamiento especial o educación de cómo llegar al orgasmo después de una lesión medular. En comparación, cuando preguntas a las personas sanas si ellos llegan al orgasmo, un porcentaje admite que no.

Entonces, considerando todas las razones que pueden contribuir a la imposibilidad de tener un orgasmo en personas con lesión medular, creo que con un tratamiento apropiado, existe la posibilidad que un porcentaje más alto de personas con lesión medular pueda potencialmente tener un orgasmo.

Después de una lesión medular, toma más tiempo tener un orgasmo y estos pueden sentirse diferente. Por lo tanto es importante la masturbación después de una lesión medular para entender cómo funciona su cuerpo. Entonces, cuando ya conoce lo que si funciona y lo que no, es mucho más fácil tener intimidad con su pareja.

Otro malentendido común es que se considera al orgasmo sinónimo de la eyaculación en el hombre. Esto no es verdad. El orgasmo y la eyaculación normalmente suceden al mismo tiempo en los hombres sanos.

No obstante, es común que los hombres con lesión medular tengan eyaculaciones sin orgasmos u orgasmos sin eyaculaciones.

Lo que sucede es que después de una lesión medular, el semen puede volver a la vejiga en vez de salir por el pene como haría en una eyaculación previa a la lesión.

También puede salir en gotas en vez de chorro como era antes de la lesión. Muchas veces los hombres con lesión medular pueden notar la orina turbia lo que indica que posiblemente el semen haya fluido hacia la vejiga.

Esto muchas veces preocupa a las personas pero no es peligroso. Por otra parte, los hombres pueden estar tan acostumbrados a tener una eyaculación que les parece que el orgasmo no se siente igual sin la eyaculación. Ellos pueden desear la eyaculación y no conciben la idea de tener un orgasmo sin ella.

Teniendo en cuenta todos los cambios mencionados anteriormente, hay algunos consejos que mis colegas y yo hemos aprendido a través de la investigación donde hemos estudiado, la respuesta sexual en personas con lesión medular en el laboratorio

Dado que probablemente te tomará más tiempo para llegar al orgasmo, un aspecto muy importante del sexo es aprender el proceso de mindfulness o de estar consciente y estar presente en el ahora.

Primero, enfócate en la estimulación sexual y las sensaciones placenteras internas que estas experimentando. Si te distraes, y te das cuenta, vuelve enseguida a las sensaciones placenteras.

Segundo, aunque hayas escuchado que debes estimular por encima de donde tienes la lesión, donde tienes la sensación intacta, la mayoría de las personas con lesión medular prefiere masturbarse los genitales.

Es lógico que, dado que no tienes ninguna sensación en esa zona, las primeras veces que pruebes te puede parecer extraño, pero con el tiempo y a práctica la mayoría de las personas con lesión medular, hasta las que no tienen ninguna sensación en los genitales, experimentan orgasmos.

Probablemente te preguntes la razón. Básicamente, tenemos más sensaciones en nuestro cuerpo que las que se las que se llevan a cabo a través de los nervios de la medula que nos permiten sentir las sensaciones superficiales y mover los brazos y piernas.

Esas sensaciones son parte de la función neurológica que pasa a través del Sistema nervioso somático. El dolor que experimentas internamente cuando tienes calambres musculares o dolores menstruales viajan a través del sistema nervioso autónomo.

Del mismo modo, si sientes ansiedad en forma de palpitaciones, eso proviene de los nervios autónomos. Los médicos normalmente solo examinan los nervios somáticos cuando están evaluando la función de la medula espinal para determinar la extensión de la lesión y valorar si el daño es total o no.

Entonces, mi sugerencia, basada en el estudio de más de 100 mujeres y hombres con lesión medular y tratar y tener orgasmos en un laboratorio, es usar un vibrador o su propia mano y disfrutar del momento. Darse cuenta que su cuerpo es diferente ahora y tomarse el tiempo que sea necesario.

Según he expuesto anteriormente, es de gran ayuda practicar unos minutos mindfulness solo observando y experimentado la respiración inhalando y expirando a través de la nariz y aprender a no dejar que otros pensamientos entren en su mente diferentes momentos del día.

Aumentar el tiempo que puedes enfocarse en esta práctica. Desde 2 minutos hasta 30 minutos por vez. También disminuirá el estrés y se ha probado que ayuda en cuestiones tales como el dolor.

Lo fundamental en relación a la actividad sexual es mantenerse enfocado en el presente y solo experimentar las sensaciones que estás sintiendo en el momento sin juzgarlas.

Aprender a olvidarse del resto del mundo y sus preocupaciones puede tomar mucho tiempo y precisamente no se obtendrán las mismas sensaciones como las previas a la lesión medular, pero las personas pueden lograr tener orgasmos después de la lesión medular.

También hay un beneficio adicional desconocido derivado del orgasmo. Las personas con lesión medular muchas veces refieren un beneficio adicional del orgasmo, y este es una disminución en la espasticidad.

Entonces, si estás preocupado por sufrir de espasticidad severa y eres anorgasmico, trabajar para recuperar la capacidad de tener orgasmos puede ser una manera divertida de disminuir la espasticidad.

Hay un pequeño sub grupo de personas con lesión medular que parecería tener menos probabilidad de tener orgasmos genitales. Estas son las personas que no tienen sensaciones o reflejos alrededor del ano o tienen lesiones completas que afectan los nervios más bajos del sacro.

Si ésta llegara a ser tu situación, te recomiendo que trabajes en la posibilidad de orgasmos no genitales.

Con esto quiero decir que, después de una lesión medular, tocar, acariciar, besar o lamer otras partes del cuerpo que producen lindas sensaciones pueden producir la sensación de orgasmo.

La idea es que tú también puedas alcanzar una experiencia en todo el cuerpo y obtener un reflejo de relajación con esta actividad.

Si tu lesión medular está por encima de T6, debes conocer la disreflexia antonómica.

Este es un reflejo anormal del Sistema nervioso autonómico que se produce debido a un estímulo irritativo.

Aunque la investigación solo tiene documentado disreflexia en conjunción con técnicas de fertilidad asistida y eyaculación, hay una posibilidad que esto pueda pasar después de la lesión medular cuando tienes una vida sexual activa, especialmente si la estimulación es muy fuerte.

Si se genera una disreflexia importante, por lo general te va a producir dolor de cabeza.

No te debes asustar, porque en más de 100 casos de hombres y mujeres con lesión medular estudiados en laboratorio, no se encontró disreflexia significativa.

Si durante la relación sexual sufres de un dolor de cabeza muy fuerte, no entres en pánico porque va a empeorar el cuadro.

Solo detén la estimulación y pide asistencia para sentarte en la cama. Si el dolor de cabeza es intenso, tómate la presión arterial y anótala.

Para que entiendas, la presión arterial de todas las personas sube durante la relación sexual. Por lo que se debe tratar, sólo, si la presión es superior a 165/90 y el dolor de cabeza no disminuye o la presión no baja.

Si tienes la presión muy alta y no baja pese a las medidas que llevaste a cabo, debes buscar ayuda inmediatamente.

Si la presión no baja espontáneamente o permanece alta por un tiempo y llega a ser un problema, te recomiendo que vayas a ver tu médico para asegurarte que no tienes una infección urinaria o alguna otra patología que te esté causando la disreflexia.

Tu médico te podría prescribir alguna medicación como parches de nitroglicerina o nifedipina para prevenir la disreflexia durante la relación sexual. Además, sería una buena idea monitorear que sucede la próxima vez que tengas relaciones sexuales.

Educación

Tener una lesión medular es como tener un cuerpo nuevo o pasar por la pubertad nuevamente.

Debido a esto, es importante saber cómo funciona tu Nuevo cuerpo y qué posibilidades tiene. También es importante que te da placer y que no. Aunque no te hayas masturbado con regularidad antes de tu lesión medular, con una lesión medular la masturbación puede considerarse como parte de su rehabilitación.

De la misma manera que se re-entrena el intestino y la vejiga después de la lesión medular, la masturbación puede ayudar a re-entrenar las respuestas sexuales.

Además, la masturbación te permitirá averiguar cómo tu cuerpo responde. Te permitirá ver que le produce placer y cuánta estimulación necesita,

También te permitirá saber qué pasa con respecto a los espasmos, tu piel, tu vejiga e intestino.

Puedes practicar los movimientos solo en la cama para cuando estés con tu pareja, además incursionar en lo que una almohada u otro dispositivo para diferente posiciones pueda hacer por ti

Además ¡puedes averiguar qué tipo de juguete sexual prefieres!

Encima de todo esto, otro beneficio de la masturbación es determinar cómo vas a cuidar de tu vejiga e intestino cuando vayas a tener relaciones sexuales.

Dado que la vejiga y el intestino están controlados de forma refleja y se usan las mismas vías nerviosas que las de la respuesta sexual, existe la posibilidad que si la vejiga o el intestino están llenos cuando estés teniendo relaciones, pueden vaciarse y tendrás un accidente,

Hay una manera muy fácil de prevenir esto, y es asegurarse de vaciar la vejiga o completar el programa para evacuar el intestino justo antes de tener relaciones sexuales.

Asimismo, cuando estés teniendo relaciones sexuales, en cuidado y fíjate si no hay alguna pérdida y asegúrate de proteger tu piel.

Además de pensar sobre las dificultades asociadas a la actividad sexual, es importante pensar de los artilugios que normalmente usan las personas para ayudarse en la masturbación,

Estos incluyen lubricantes, vibradores y dispositivos como condones con cordones acanalados o anillos peneanos.

Después de una lesión medular, si no has usado estos dispositivos, ahora es tu oportunidad.

El secreto es que comiences despacio con la exploración de tu cuerpo y asegúrate de poner mucha atención a su piel, fijándote si hay áreas de irritación.

Asegúrate de limpiar apropiadamente cualquier tipo de dispositivo y ten prácticas sexuales confiables.

Uno de los problemas que es importante tener en cuenta es que las personas con lesión medular muchas veces tienen dificultad usando sus manos.

Esto puede dificultar la masturbación y un terapista ocupacional puede ayudarte con esto. También existen nuevas opciones, gracias a la tecnología, nuestros ubicuos celulares y la disponibilidad del blue tooth.

Los últimos dispositivos están disponibles para las personas sanas y pueden ser una opción excelente para que las usen las personas con discapacidad Existen vibradores para hombres y mujeres que se activan por medio del blue tooth del celular.

La compañía Lovense (www.lovense.com) fabrica un vibrador que se llama Nora que se puede activar por medio de su celular, Tablet o computadora. El dispositivo puede rotar y vibrar y puede controlarse por la persona o su pareja.

Además, la aplicación reproduce música del celular. El modelo masculino MAX tiene la característica de una función de vibración y una función de succión. Se introduce el pene en un tubo suave que también se controla por tu celular o el de tu pareja y produce succión o vibración junto con la música que reproduce el celular. Estos dispositivos brindan nuevas posibilidades a las personas con lesión medular.

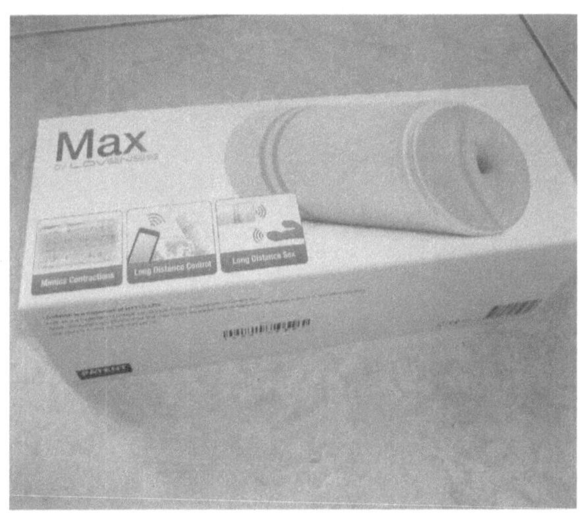

Vibrador masculino con Bluetooth que permite controlar a través del celular la succión y vibración.

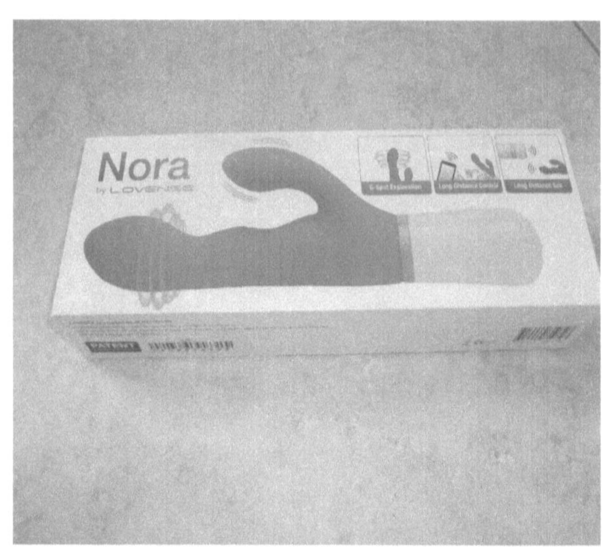

Vibrador femenino con Bluetooth que se puede dirigir a través del celular y produce rotación y vibración.

Como es de costumbre debes asegurarte que cualquier dispositivo que use en tu cuerpo es seguro para ti. Se deben incorporar gradualmente a tu actividad sexual y debes asegurarte que no hay ningún daño aparente en tu piel.

Debes tener en cuenta tu presión arterial si el nivel de tu lesión es superior a T6. Y, si el nivel de lesión es T6 o más arriba, debes observar si hay señales de disreflexia y responder adecuadamente si aparecen.

La posición para la actividad sexual es muy importante cuando existe una discapacidad física incluyendo parálisis o perdida de sensibilidad o si tienes dolor. La espasticidad y las contracturas también pueden ser problemáticas.

La fatiga y el dolor también pueden dificultar la relación sexual. Todos estos problemas deben ser considerados. Puedes probar poner más almohadas en la cama para levantar las piernas o para poner tu cuerpo de lado. Puedes usar sabanas de polyester o de seda para reducir la fricción.

Puedes desear tener relaciones a la mañana que es cuando tiene menos dolor o puedes pedirle a tu pareja que te administre ejercicios de rango de movimiento en tus piernas para ablandarlas. Si tienes hipersensibilidad, puedes trabajar en disminuir la sensibilidad en el área o estimular suavemente la zona hipersensible de tu cuerpo una y otra vez para disminuir la sensibilidad.

Es una buena idea tener a mano un lubricante soluble en agua cuando estás por tener relaciones sexuales. Esto puede aumentar el placer y disminuir la fricción, Además si tienes dificultad para moverte es una buena idea tener una traversa o zalea en la cama para asistirte cuando te das vuelta para asegurar un alivio adecuado de la presión sobre la parte del cuerpo.

Una vez que te sientas cómodo con tu nuevo potencial sexual, si tienes una pareja estable, es una buena idea asegurarse que tu pareja también entienda cómo funciona tu cuerpo y que es lo que deseas.

Aquí es donde volvemos a la comunicación y a la práctica. Es más importante que nunca, que, después de una lesión medular se aborde el sexo con una buena actitud. El sexo debe ser divertido y para disfrutar y es muy importante cerciorarse como lo va a encarar.

Un parte importante para cualquier persona es que cuando van a tener una relación sexual tengan un estado de ánimo adecuado.

Y planear el momento adecuado para que no haya interrupciones o apuros. También, ajustar la comida y la medicación para que no interfiera con lo que está pasando y solo explorar todas las posibilidades.

Esto puede significar no comer antes de tener relaciones y no tomar medicamentos que te hagan sentir cansado o que tengan efectos negativos en su desempeño sexual. Es muy importante darse cuenta que es solo el principio de tu recorrido y cuanto más conozcas tu nuevo cuerpo mejor te vas a sentir.

Seguimiento

Después de pasar un tiempo en tu casa y que hayas tenido tiempo de comenzar con tu exploración sexual, te sugiero que si surgió algún problema consultes con tu médico o una persona idónea lo que funciona y lo que no funciona en tu caso.

Asimismo, si tu médico se siente incómodo hablando sobre tus inquietudes sexuales, busca otra persona con la que tengas una buena comunicación. Recuerda, esta es tu vida y estás en tu derecho de disfrutar de tu sexualidad.

Si eres como la mayoría de las personas con lesión medular, probablemente estés tomando un montón de medicación y tengas muchas rutinas que has aprendido en rehabilitación. Es más, algunos de estos medicamentos o rutinas pueden dificultar que tengas una satisfacción sexual.

Entonces, es muy razonable que vuelvas a tu médico y le preguntes si alguna de la medicación que estás tomando tiene efectos adversos en tu sexualidad y preguntarle si son necesarios o las puedes abandonar.

Esto puede sorprender a tu médico, pero le hará saber que la sexualidad es importante para ti y es algo que quieres reevaluar. Además los hará pensar más sobre los efectos adversos que produce la medicación en la sexualidad y lo tendrán en cuenta cuando prescriban medicamentos para ti y para otros pacientes. Y eso es algo ¡muy bueno!

Más Práctica

Debes practicar mucho sexo. Después que consultes a tu médico y probablemente haga algunos cambios en tu medicación, te recomiendo que vuelvas a casa y practiques un poco más.

Es muy importante practicar cada vez que cambian su medicación así sabrás los efectos negativos y positivos de cada medicamento que tomas.

Esto es en general, una buena idea, hasta si no estás pensando en el sexo. Como médico y paciente me doy cuenta que cada cosa tomamos y las que administramos a nuestros pacientes tienen un conjunto específico de efectos secundarios que son diferentes para cada persona y que no tienen nada que ver con la razón original por la cual el médico le prescribió la medicación.

Entonces, se recomienda hacer un cambio por vez en la medicación. Si tu médico es uno de esos que está muy ocupado para explicarte las cosas y hace muchos cambios al mismo tiempo, pídele que vayan más despacio. Considerando que es tu cuerpo, tú tiene el derecho de pedirle al médico que haga las cosas más lento, de manera que te des cuenta que consecuencia tienen para ti estos cambios.

Otros problemas, incluyendo tu medico

Puede ser que vas a tu casa y todo funciona perfectamente, o puede que no. De cualquier manera nada bueno sale fácil. Si necesitas volver para hablar con tu médico de nuevo, hazlo. Y en este punto te sugiero que lleves la lista de medicamentos y las revise una por una con tu médico.

Algunos de los medicamentos más problemáticos en relación al sexo que toman las personas con lesión medular son: baclofeno, gabapentina, pregabalina, narcóticos antidepresivos, medicación para la presión arterial y medicación para la vejiga.

Muchas veces solo se necesita un cambio en el horario de la medicación para aliviar los problemas sexuales y así poder ahorrar un montón de dinero no sumando más medicamentos a los que ya tomas.

Por ejemplo. Es predecible que la administración de baclofeno producirá una disminución en el tamaño de la erección. Además, aunque no ha sido estudiado en detalle en las mujeres, probablemente produzca efectos similares en la lubricación vaginal.

También, se ha demostrado que produce disfunción orgásmica. Mientras que el baclofeno se prescribía a personas con lesión medular y esclerosis múltiple, se está usando más y más fuera de la indicación para tratar espasmos musculares en las personas con dolor de espalda o como parte del tratamiento para abandonar los narcóticos

Por todo esto, es bueno saber los efectos secundarios de un medicamento. Además de disminuir la medicación, también puedes planificar cuando vas a tener una relación sexual y si consumes baclofeno tomarlo después de la relación y no antes.

La bomba de baclofeno intratecal también afecta la excitación y el orgasmo y las personas con lesión medular deben estar informados de los efectos colaterales antes de tener la bomba implantada. He tenido un número de pacientes que pudieron eliminar el uso de sildenafil solamente cambiando el horario de la dosis de baclofeno.

Otras drogas que se usan comúnmente para tratar trastornos de la medula espinal también pueden producir disfunción sexual. Gabapentina y pregabalina son drogas anti convulsivas que se usan en la actualidad para tratar el dolor neuropatico.

Además de reconocer que estos medicamentos tienen potencial de abuso, producen disfunción en la excitación y el orgasmo.

Los narcóticos pueden ser beneficiosos cuando se usan para tratar el dolor agudo, no obstante el uso de narcóticos como la oxicodona, hidrocodona, metadona, codeína, fentanilo y otros derivados de la morfina, no han sido bien justificado en otros casos salvo para tratar el dolor crónico asociado al cáncer.

Además, los narcóticos normalmente producen una disminución de la testosterona en los hombres y mujeres lo que resulta en una pérdida de interés en el sexo. Un colega dijo una vez "lo mejor es decirle a la gente que en tres meses de consumir narcóticos se le van a encoger los testículos y esto los va a disuadir de tomar narcóticos para el dolor crónico"

Es común sufrir una lesión y trastorno medular cuando se envejece. También es común vivir muchos años con una lesión medular. Por eso, debes preguntar siempre cómo un medicamento nuevo va a influir en tu función. Un ejemplo puede ser la incorporación de medicación antihipertensiva a las que tú ya tomas.

La hipertensión es muy común y muchos medicamentos que se usan para tratar la tensión arterial pueden llegar a tener efectos en la respuesta sexual. Se conoce que las drogas propanolol y metoprolol producen disfunción eréctil y orgásmica.

Tengo un amigo que vivió 40 años con una lesión medular y nunca tuvo problemas hasta que le prescribieron metoprolol para la tensión sanguínea. Después de esto, él desarrollo disfunción eréctil. Afortunadamente, la disfunción eréctil desapareció rápidamente cuando cambio la medicación.

Otras consecuencias relacionadas a la lesión medular también pueden causar problemas en el momento de tener una relación sexual, tratar estos problemas puede mejorar tu desempeño. Problemas de vejiga con infecciones frecuentes o pérdidas pueden causar irritación en el área genital. Una disfunción del intestino temporaria también puede causar un accidente.

Las contracturas y espasmos hacen que sea difícil la posición. La capacidad respiratoria disminuida puede reducir la resistencia durante el coito y las variaciones en la presión arterial puede ser problemática.

Entonces, la moraleja es tratar de mantener una buena salud general para ayudar su vida sexual. Y, si después de leer esto, tienes alguna inquietud específica sobre tu cuerpo que tú consideres que pueda ser problemática, consúltala con tu médico para tener un plan para poder manejarlas.

Muchas personas con lesión medular también sufren de otros problemas de salud que no están relacionados a la lesión medular. Estos problemas y su tratamiento pueden causar dificultades adicionales con respecto a la respuesta sexual y también deben ser atendidas. Si tienes diabetes, tensión alta, cardiopatías, enfermedad vascular, cáncer, Parkinson, depresión o ansiedad puedes tener problemas sexuales asociados a estas patologías.

Como algunas de estas dolencias tienen un componente de estilo de vida, mantener tu salud en buen estado ayudará a tu vida sexual. Además se puede necesitar la consulta de un profesional para averiguar el impacto que estas tienen en tu vida sexual.

Técnicas Básicas

Si aprender sobre el sexo, practicar, usar lubricantes y otros juguetes sexuales no ha mejorado tu función, hay todavía otros tratamientos que te pueden asistir para lograr sostenibilidad sexual después de una lesión medular.

Afortunadamente hay unas técnicas relativamente básicas que se pueden usar para tratar las dificultades sexuales en hombres y mujeres con lesión medular. Una vez que hayas descartado cualquier mediación que podría estar causándote disfunción sexual y hayas estado practicando la masturbación o hayas tenido relaciones sexuales con una pareja, y todavía sigues teniendo problemas sexuales, tiene sentido probar otras opciones.

Estimular la erección

Para los hombres que tienen problemas con la erección después de la lesión medular, hay una vasta variedad de píldoras para ayudar con la disfunción eréctil. Los Inhibidores 5 fosfodiesterasa (viagra o sildenafil, Levitra o vardenafil, Cialis o tadalafil y Stendra o avanafil) se consideran como en tratamiento de "primera línea" para la dificultad en tener erecciones.

Probablemente la mayor desventaja es el precio. Además el costo que cubre el seguro de salud es diferente según el país. En los Estados Unidos muchos seguros de salud solo cubrirán dos pastillas por mes, mientras que en Italia se les suministra 10 pastillas por mes. Además, puedes llegar a pagar hasta U$D 60 por cada píldora de Viagra en Estados Unidos mientras que en Suiza puedes comprar 24 píldoras por U$D80.

Viagra o sildenafil es el inhibidor PDE5 original. Fue desarrollado y testeado como medicamento para tensión alta, no obstante, se encontró como efecto colateral que producía mejores erecciones. El Sildenafil se debe tomar sin comida, una hora antes de tener relaciones y su efecto dura más o menos 6 horas.

Todos los otros medicamentos se pueden tomar con o sin la comida. Levitra o vardenafil también se administra una hora antes de tener relaciones y su efecto dura de 6 a 7 horas. Cialis o tadalafil se toma una o dos horas antes de tener relaciones y su efecto se prolonga hasta 36 horas.

Un medicamento Nuevo, Stendra o avanafil se administra entre 15 y 30 minutos antes de la relación sexual y su efecto dura hasta 6 horas.

Estos medicamentos han revolucionado de verdad el tratamiento de los problemas de erección y con seguridad seguirán evolucionando. De hecho hay una versión en forma de parche que se disuelve rápido llamado Rabestrom disponible en Italia.

Sin embargo, mientras es muy bueno tomar una píldora para obtener una erección, debes estar al tanto de los posibles efectos negativos de todos los medicamentos. Estos no son aconsejables para personas con enfermedades hepáticas o renales.

Además, nunca debes tomar estos medicamentos si estás medicado con nitroglicerina o nitratos dado que pueden causar una baja de presión tan dramática que puede poner en peligro tu vida. Otros efectos colaterales pueden ser congestión y goteo nasal, enrojecimiento del rostro, dolor de cabeza, cambios en la visión, descompostura de estómago y baja de tensión sanguínea que te puede producir mareos.

Excepcionalmente se han reportado pérdida auditiva o de visión y priapismo que es una erección sostenida que no cede. Hasta tuve un paciente que se le fracturó el pene debido a una estimulación excesiva.

Entonces, debes tener cuidado con estos medicamentos. Por lo contrario los inhibidores PDE5 son muy utilizados para tratar otros problemas también así que son muy seguros.

Por lo tanto, si quieres tomar un inhibidor PDE5, te sugiero que mires las diferencias entre los diferentes medicamentos y le hagas conocer al médico tu preferencia. Trata de conseguir una prescripción para por lo menos 6 píldoras para saber si este medicamento funciona para ti. Considera probarlo primero tú solo para ver cómo funciona y después con una pareja, y si un medicamento no funciona para ti sería una buena idea probar con otro. Asimismo puedes usar esta medicación con otras opciones que detallo a continuación.

Otros métodos para lograr una erección se basan en medios físicos. Uno es usar un anillo que se coloca en la base del pene una vez que logró la erección. Estos anillos se llaman anillos o aros peneanos y han sido usados como potenciadores de la erección desde hace mucho tiempo.

Actualmente se consiguen con facilidad por menos de cinco dólares en farmacias u otros comercios y en EEUU se pueden encontrar al lado de las máquinas dispensadoras de condones en los baños. Algunos de estos anillos tienen además un efecto de estímulo vibratorio que puede ser de gran ayuda para ti y tu pareja.

El uso del anillo permitirá que la erección dure más tiempo pero existe la posibilidad que debido a la lesión medular, el pene se pueda doblar en la base.

Es importante no mantener el anillo puesto por más de media hora. Mantener el anillo puesto puede ser muy peligroso. Puede provocar una pérdida del flujo sanguíneo al pene, ulceras y muerte del tejido adjunto. Esto puede derivar en la necesidad de realizar un desbridamiento de la zona afectada, así que NO USE estos anillos por más de 30 minutos.

Otro medio físico para obtener una erección es usando un dispositivo de succión al vacío. Es un tubo externo donde se introduce el pene flácido y después se activa la bomba para producir la succión para provocar la erección

Aunque este dispositivo es una manera relativamente natural para lograr una erección, dado que la succión funciona en todo el pene, el pene erecto no se parece demasiado a una típica erección como la obtenida por otros métodos. También vas a tener que usar el anillo y asegúrate de NO

MANTENER el anillo puesto por más de 30 minutos.

Otra manera de tener una erección es inyectar medicación en el pene. Hay tres tubos esponjosos llamados cuerpos cavernosos en el pene que se llenan de sangre cuando tienes una erección.

Uno de estos cilindros contiene la uretra pero los otros dos no tienen ninguna estructura que los atraviese y se puede inyectar medicamentos que permite el flujo sanguíneo al pene y provocará una erección que parezca natural.

Estas erecciones provocadas por inyecciones en general funcionan bien para ayudar al hombre a tener relaciones pero hay dos cuestiones asociadas al método. La primera es la posibilidad de tener una erección que se prolonga demasiado en el tiempo.

Esta condición se llama priapismo y puede ser dolorosa. Si la erección se mantiene por más de 4 horas deberás buscar ayuda de tu médico e ir a una sala de emergencias.[6]

El priapismo solía ser muy difícil de tratar, necesitando, muchas veces irrigación del pene y más agujas. Sin embargo, médicos franceses descubrieron que una medicación llamada midodrine puede ayudar para detener el priapismo y permitir que estas erecciones desaparezcan sin usar agujas.

Esto no es un conocimiento común, entonces si tienes este problema es una buena idea marcar esta hoja y llevar una copia de este libro a la sala de emergencias cuando recibas el tratamiento.

El uso de inyecciones a repetición puede producir tejido de cicatrización. El tejido de cicatrización puede provocar que el pene se incline hacia un lado, llamado la enfermedad de Peyronie, que, pese a que no provoca ningún problema desde el punto de vista de la funcionabilidad, su aspecto puede incomodar al hombre.

Existe otro tratamiento para promover la erección basado en la medicación. Se introduce Alprostadil en la forma de supositorio dentro de la uretra. Esta técnica se supone que hace efecto en 5 minutos, no obstante se considera menos efectiva que las otras.

Otra técnica que se puede usar para simular una erección es el uso de un consolador hueco que está atado al cuerpo del hombre introduciendo su pene flácido dentro del mismo. (www.sportsheets.com).

Con este tipo de dispositivo, necesita tener cuidado de no irritar el pene y la zona adyacente. También, se debe tener cuidado de no usarlo por más de 30 minutos o el tiempo que tu consideres necesario para usarlo sin provocar lesiones. Considerando algunas de las otras opciones que existen, este es un método no invasivo y de bajo costo que se puede usar.

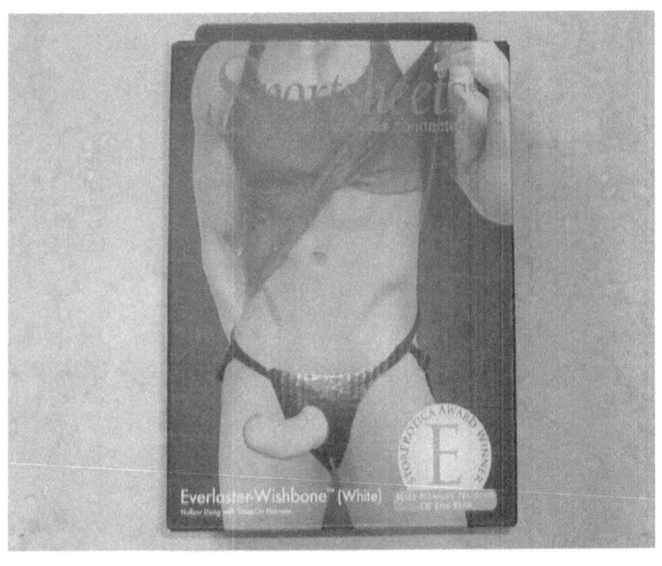

Arnés con consolador hueco que puede utilizarse por hombres que no pueden sostener una erección.

Finalmente, existe un procedimiento radical para los hombres que no logran tener una erección; una prótesis peneana. Este es un procedimiento que yo, personalmente no lo recomiendo por varias razones, Primero es una técnica destructiva.

Básicamente, consta de un dispositivo médico que puede estar de forma permanente semi-rígido o inflable y reemplaza las áreas eréctiles del pene. Dada la falta de sensación después de una lesión medular, el dispositivo puede salir o extruirse del pene y es común tener infecciones. Además del factor de seguridad, no recomiendo el uso de las prótesis peneana porque existen muchas maneras para tener sexo además del coito.

Los hombres pueden tener un orgasmo sin tener una erección y desde el punto de vista de la pareja, muchas personas prefieren tener sexo oral que relaciones sexuales. Entonces, si esto es algo que estás considerando, personalmente te recomiendo que tú y tu pareja estén de acuerdo.

Medicación para aumentar el deseo sexual

En general se ha indicado testosterona en hombres sanos con baja testosterona para causas específicas. También se ha informado que es común una baja de nivel de testosterona después de una lesión medular, No obstante, en los últimos años, el uso de testosterona se ha vuelto controversial.

La testosterona está contraindicada para los hombres que sufren de cáncer de mamas o próstata y debe administrarse con precaución a los hombres que tienen la próstata agrandada, problemas cardíacos hepáticos renales o apnea de sueño.

Los efectos secundarios de la testosterona incluyen, aumento del tamaño de la próstata, aumento de riesgo de cáncer de próstata, ataque cardíaco, accidente cerebrovascular, hipertensión arterial, coágulos sanguíneos, edema en los tobillos o en el cuerpo, aumento de las mamas o ginecomastia y apnea del sueño.

Entonces, la testosterona debe usarse con cuidado y no es para todos los hombres. Antes de administrar la testosterona necesitas controlar el nivel de testosterona y asegurarte que eres un candidato apropiado para tomarla. Sin embargo, la testosterona es un medicamento en que muchas personas confían plenamente dado que tiene la propiedad de aumentar la libido y posiblemente aumentar el desempeño sexual.

Para mujeres que tienen problemas para excitarse, en realidad no existen opciones fáciles que estén aprobadas por FDA (Food and Drug Administration).

Existen opciones en el mercado, pero son medicamentos que se consideran fuera de su indicación, lo que significa que tu seguro de salud no cubrirá el costo porque no ha sido aprobado por medio de proyectos de investigación si tiene beneficios o no, la FDA puede no estar convencida de la eficacia o seguridad del mismo. Así que tienes que ser precavido con estos medicamentos, los efectos secundarios potenciales que puedan tener y tomar una decisión si son apropiados para ti.

Mis colegas y yo realizamos un pequeño estudio basado en el laboratorio administrando sildenafil a las mujeres con lesión medular. Los resultados indicaron que las mujeres mostraron niveles aumentados con significación estadística de excitación sexual psicógena.[7]

También, aumentó el flujo sanguíneo vaginal, que es un marcador de la excitación o lubricación sexual genital pero no lo suficiente como para ser estadísticamente significativo. Después de esta prueba piloto, Pfizer (la compañía que fabrica Viagra) encomendó un estudio internacional. Sin embargo, en este estudio de 129 mujeres lesionadas medulares con trastornos en la excitación mostró que tanto las mujeres a las que se les administró placebo como las mujeres que se les administró sildenafil mejoraron, así que se determinó que el sildenafil no tuvo ningún efecto.[8]

Basado en este estudio y otros, en mujeres sanas con disfunción sexual, las pruebas con sildenafil en mujeres fueron más bien dejadas de lado. Hay, no obstante, un número de variables en este estudio que me hacen sentir que el sildenafil puede ser, selectivamente, considerado para el uso en mujeres con lesión medular.

La medida de resultados usada para probar la eficacia de la medicación versus el placebo no se enfocaron el placer de la mujer, sino en el cambio en la "actividad sexual exitosa" entre el periodo de base y el periodo en que las mujeres estaban tomando la medicación. La actividad sexual exitosa incluiría "coito satisfactorio, coito que resulta en orgasmo, sexo oral que resulta en orgasmo o juego iniciado por la pareja que resulta en orgasmo o auto masturbación que resulta en orgasmo."

 Dado que les pedimos a las personas en el estudio que tengan relaciones con más frecuencia y uno de los resultados incluía coito satisfactorio, estos datos no nos muestran nada excepto que ambos grupos tenían más relaciones sexuales. Había otros parámetros secundarios que tampoco mostraron algún beneficio en el uso de sildenafil, No obstante, cuando se les preguntó a las mujeres si creían que el tratamiento fue efectivo informaron que las mujeres que tomaron sildenafil mejoraron más la función sexual que las que tomaron placebo, pero estos resultados no fueron lo suficientemente importantes como para ser estadísticamente significativos.

Creo que la pregunta que tú te debes hacer es: entonces, ¿Cuál es la conclusión? Con respecto al sildenafil, parece ser que si eres una mujer y verdaderamente quieres probarla y tienes el dinero y estás dispuesta a correr con el riesgo que incluye dolor de cabeza y enrojecimiento del rostro, entonces vale la pena pedirle a tu médico que te la prescriba.

La testosterona tampoco está aprobada por el FDA para el uso en mujeres. Sin embargo, también se usa fuera de su indicación y muchas mujeres lo avalan. Las mujeres también tienen testosterona que se produce en sus ovarios.

Cuando se les extirpan los ovarios a las mujeres o cuando pasan por la menopausia, el uso de testosterona fuera de su indicación puede ser beneficioso para aumentar el interés en el sexo y mejorar su capacidad de lograr un orgasmo. Normalmente son fórmulas magistrales y se aplica en forma de crema en la piel.

Debes ser muy cuidadosa al usar testosterona y vas a necesitar consultarlo con tu médico para que te lo prescriba; muchas mujeres que la usan indican que es muy efectiva para mejorar su vida sexual en general.

Otro medicamento que existe en el mercado para mujeres pre menopáusicas con un deseo sexual hipo activo que no está relacionado a causas médicas o mentales o problemas de relación es Addyi o flibanserin, considerado como el Viagra femenino.

Hay que tener en cuenta que está contraindicado para mujeres que toman alcohol y se debe tomar con regularidad a la hora de ir a dormir. Los efectos colaterales incluyen, entre otros, baja presión arterial, mareo, sincope, dolor de cabeza y nauseas. Entonces, dado que las mujeres con lesión medular muchas veces tienen baja presión arterial, se debe usar con mucho cuidado en estas mujeres.

El Vyleesi o bremelanotide también se aprobó en junio 2019 por la FDA para el uso en mujeres pre-menopaúsicas que tienen el deseo sexual bajo que no sea consecuencia del uso de otra medicación médica o psiquiátrica o problemas en la relación.

Bremelanotide parece ser superior al flibanserin porque se puede tomar según necesidad, por lo menos 45 minutos antes de tener relaciones.

El lado negativo es que es inyectable y no se puede usar en mujeres con hipertensión o dolencias cardíacas. Se ha demostrado que aumenta el deseo sexual, disminuye el distres sexual asociado y no tiene la contraindicación del consumo de alcohol que tiene el flibanserin.

También está disponible para las mujeres post menopaúsicas que como resultado sufren de dolor durante la relación sexual el Ospemifene o Osphena. Es un medicamento que no contiene estrógeno ni afecta todo el cuerpo. En vez, funciona en el área vaginal y uterina. Puede aumentar la probabilidad de infarto y coágulos sanguíneos además aumenta el riesgo de cáncer uterino o del endometrio como los estrógenos, por lo que también se debe usar con cautela. Otros efectos colaterales incluyen calores, espasmos musculares, pérdidas vaginales y aumento de la sudoración.

Los estrógenos vaginales también se usan comúnmente por mujeres post-menopáusicas para conservar la integridad de la pared vaginal, mantener la lubricación y evitar la dispareunia o coito doloroso. Esta medicación tiene el beneficio de ser de probada eficacia, sin embargo, hay mayor riesgo de padecer cáncer endometrial, mamario y de útero. Se está investigando sobre los riesgos de ataque cardíaco, trombosis venosa y accidente cerebrovascular así que se recomienda usar la menor dosis posible de medicación.

Respecto a las posibilidades medicinales para mejorar su capacidad para lograr un orgasmo, hay un estudio[9] que muestra que el medicamento llamado midodrine que se usa para el tratamiento de baja presión mejora la capacidad de los hombres con lesión medular para tener orgasmos y eyaculaciones.

Y si mejora la capacidad de los hombres para lograr un orgasmo, tiene sentido pensar que también lo haría con las mujeres. El uso de midodrine para mejorar su respuesta sexual también se considera como el uso de un medicamento con efecto fuera de su indicación, sin embargo, como muchas personas con lesión medular padecen de baja tensión arterial, muchas veces se les prescribe por esa razón.

Pero todavía no le entiendo; ¿me está diciendo que puedo lograr un orgasmo sin tener sensibilidad externa?

Si, una revisión reciente reveló que 942/1811 mujeres y hombres con lesión medular sexualmente activos tuvieron orgasmos.[5] Además, dada la oportunidad, la mayoría de las personas prefirieron la estimulación genital como medio para tener un orgasmo.[3,4]

Con una lesión medular, generalmente toma más tiempo y más estimulación para lograr el orgasmo. Si tú podías lograr el orgasmo en 3 minutos antes de tener la lesión medular, ahora te tomaría 15 minutos o más y si antes de la lesión te tomaba 15 minutos, ahora te llevaría 30 minutos o más.

El punto es que aunque tú no tienes sensibilidad en la región genital, vale la pena estimular allí. No te equivoques y abandones antes de probar. Si no comienzas el trayecto nunca lo vas a completar.

¿Qué más sabemos sobre el orgasmo y qué es lo que puedes esperar? Muchas personas con lesión medular refieren que sus orgasmos se sienten diferentes que antes de la lesión. Se puede sentir lo mismo y también se puede sentir más fuerte o más débil. Realicé un estudio donde les pregunté a las mujeres con lesión medular que me describieran sus orgasmos[3] y sus comentarios fueron muy similares a los de las mujeres sin lesión medular.

En realidad, no podría notar la diferencia entre la mujer sana, las que tienen una lesión medular completa o las que tienen una lesión medular incompleta. Consecuentemente se infiere que las sensaciones que tú sientes cuando tienes un orgasmo, se relacionan con el sistema nervioso autónomo. Esta es la parte de tu sistema nervioso que controla tu ritmo cardíaco, respiración, movimientos intestinales y orinar.

Esta parte de su Sistema nervioso se mantiene activo después de la lesión medular entonces, las sensaciones permanecen.

Por esto, si tú deseas tener un orgasmo después de sufrir una lesión medular, te sugiero que prepares el clima. Baja las luces, pon la música que te gusta, ponte la ropa que te hace sentir sexy y ten los elementos que te gustan cerca. Si no has podido tener un orgasmo todavía, te sugiero que lo pruebes tú misma, y si no puedes hacer eso, entonces pídele asistencia a tu pareja.

Es importante que tu vejiga e intestino estén vacíos antes de comenzar la relación sexual y asegúrate de abstenerte de tomar la medicación que sabes que puede interferir en tu respuesta sexual hasta que termine. Asegúrate que te sientes confortable y seguro y ve que pasa. Trata que tu mente no divague o se estrese mucho para tener el orgasmo y tómate tu tiempo. Puede que no pase la primera vez, pero siempre puedes probar una y otra vez y disfruta.

Si tienes problemas para desplazarte, buscar juguetes sexuales puede llegar a ser muy divertido. Se puede conseguirlos fácilmente por vía Amazon donde podrás encontrar más de 10.000 artículos que los pueden enviar directamente a tu casa.

Existen muchas opciones para los juguetes sexuales, como los vibradores dirigidos por un Smartphone, siempre va a encontrar algo para ti. Estos dispositivos pueden ser útiles para permitir tener estimulación a las personas con movilidad de la mano reducida

Otra manera de mejorar la función orgásmica después de una lesión medular es por medio de dispositivos prescriptos por un médico que se usan fuera de la relación sexual para mejorar la salud genital. El EROS (eros-therapy.com) es un dispositivo de succión del clítoris que está aprobado en los Estados

Unidos para ayudar a las mujeres anorgasmicas.

Este dispositivo consta de un recipiente de succión que se ubica en el clítoris y tú aumentas progresivamente la succión y el tiempo que lo utilizas. Al incrementar la succión se incrementa el flujo sanguíneo al clítoris y aparentemente mejora la función refleja en el área.

Y, dado que el orgasmo es un reflejo básico, el dispositivo es útil para que las mujeres tengan un orgasmo. Mis colegas y yo recientemente publicamos un estudio de investigación sobre mujeres que padecían esclerosis múltiple y lesión medular donde encontramos que el dispositivo EROS ofrecía beneficios sostenidos en la función sexual total de la mujer.[10]

Asimismo, el uso del vibrador Ferticare (que se discutirá más adelante con respecto al hombre) con la modificación del agregado de una punta suave también resultó en una mejora de la función orgásmica en la mujer, no obstante, las mujeres tenían que seguir usándolo para conservar los resultados. Basada en todos estos resultados, creo que es beneficioso para la mujer con lesión medular que quiere tener orgasmos probar y usar un vibrador y si no funciona, considerar el uso del dispositivo EROS.

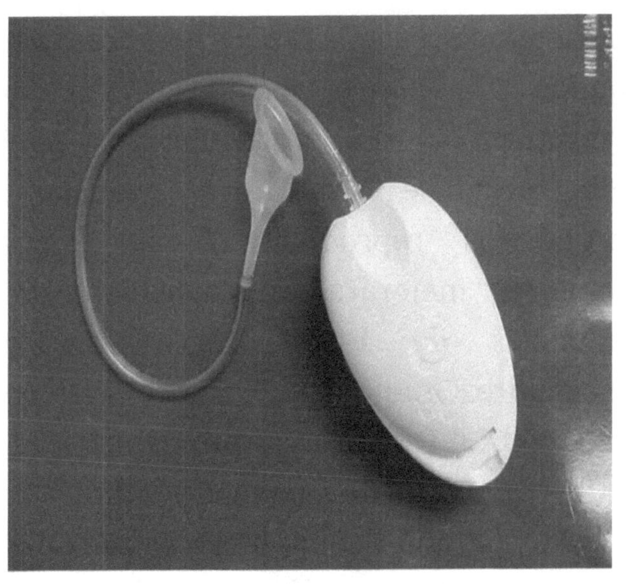

Dispositivo EROS de succión por vacío está aprobado por FDA para el tratamiento de la disfunción orgásmica en la mujer

La función orgásmica en los hombres también puede mejorar usando estimulación vibratoria. La estimulación peneana vibratoria se usa para eyacular con propósitos reproductivos; sin embargo, también mejorará la capacidad de los hombres de tener orgasmos. Existen vibradores potentes como Ferticare y ViberectX3 (medicalvibrator.com) que son útiles para fines de fertilidad y también puede usarlos para ver cómo mejoran tu capacidad de tener orgasmos. Un grupo demostró que alrededor del 85-90% de los hombres podrían tener orgasmos usando estimulación vibratoria con midodrine. [11]

También se usa la estimulación eléctrica de superficie con pequeños impulsos, en algunos hombres con lesión medular, para estimular la eyaculación. Esta técnica no es algo que ha sido testeado medicamente o que se aconseje. No obstante, algunas personas con lesión medular la han usado, asimismo personas sanas. Estos dispositivos se pueden encontrar en internet.[12]

Presta atención si tienes dolor de cabeza o problemas en la piel

El sexo es bueno para ti pero si tienes una lesión medular o estás con una persona que la tiene, es mejor ser cauteloso cuando tengas relaciones sexuales.

Esto es un hecho para todos, hasta si no padece una lesión medular. Lo que quiero decir es que tienes que estar atento a tu cuerpo.

Si tienes una lesión medular por encima del nivel T6 estás propenso a presentar disreflexia autonómica, un reflejo anormal del sistema nervioso autónomo, así que tienes que ser cuidadoso para identificar signos de disreflexia, incluyendo dolor de cabeza fuerte o sudoración. Si esto llegara a pasar, es una buena idea dejar de hacer lo que estás haciendo, sentarte y medirte la presión.

Si tu presión es muy alta (por ejemplo, encima de 160/90) y estás sufriendo un fuerte dolor de cabeza, es una buena idea consultar a tu médico y ver si se puede tratar tu disreflexia así la próxima vez que tengas una relación sexual, no tendrás el mismo problema.

Por el otro lado, la presión arterial aumenta en todas las personas cuando están por tener un orgasmo, todos hemos escuchado historias de personas que han tenido ataques durante la actividad sexual. Entonces, lo más importante es cuidarse y mantenerse con buena salud, en buena forma y flexible mientras se envejece, de manera que puedas mantenerte activo sexualmente en todas las edades.

Además, sin importar si eres sano o tienes una lesión medular, si no estás en una relación estable, también tienes que evaluar otras cuestiones. Tener sexo seguro es de máxima importancia. Tienes que pensar sobre las enfermedades de transmisión sexual y embarazo no planeado.

Para hombres y mujeres jóvenes la vacunación contra el HPV es importante para prevenir el cáncer cervical y bucal. Y para los que todavía no estén en una relación estable, los condones de látex son fundamentales por el riesgo de hepatitis, HIV y otras enfermedades de transmisión sexual que derivan de tener sexo sin protección.

Otra cuestión importante para hombres y mujeres con lesión medular es control de la natalidad. Es difícil recomendar cual es la mejor opción para ti, por eso te sugiero que explores todas las opciones y decidas que es lo mejor para ti.

Otro punto es darse cuenta que cuando estás sexualmente activo y tienes una lesión medular, no vas a experimentar lo mismo que antes de la lesión. Esto significa que necesitas tener cuidado de no lesionar la piel con una fricción excesiva debido a una actividad sexual exagerada. Por estas razones, piensa en usar sabanas de seda, lubricación y aceites. Estos elementos no solo te van a hacer sentir más sexy sino que te ayudaran a ¡proteger la piel!

Ok, llenemos el vaso

Te he hecho sufrir contándote el lado negativo del sexo, entonces ¿cuál es el lado bueno? Yo creo que el viejo refrán "tienes que tener sexo" dice una gran verdad. Aparte de la intimidad, el acercamiento, el amor, la mejoría de la confianza en sí mismo, sentirse bien, éxtasis, pasión, tener hijos y mantener la especie, hay otras cosas buenas del sexo. Es obvio que la actividad sexual requiere de ejercitación, por eso puede ser una buena manera de mejorar tu resistencia cardiovascular, y los movimientos pueden mejorar la fuerza en los músculos y la flexibilidad.

La relación sexual con o sin un orgasmo, también es una manera que tienen los adultos de relajarse, jugar y divertirse y aliviar el estrés. Además, hay beneficios únicos del sexo que sirven específicamente a las personas con lesión medular y probablemente otras discapacidades neurológicas. Está documentado que la eyaculación puede producir una disminución de la espasticidad en hombres y mujeres. [5] Conocí hombres con lesiones medulares que usan el vibrador todas las mañanas para disminuir los espasmos.

Recientemente, un médico también me dijo que en su centro de rehabilitación la estimulación vibratoria del pene se usa para disminuir la espasticidad antes de la fisioterapia, y hace que sea más fácil mejorar el rango de movimiento de la persona. Entonces, la pregunta que hago es, ¿por qué no hacemos esto también con las mujeres y promovemos esta técnica? "¿Prefieres tomar medicamentos que tienes que pagar y que pueden tener efectos secundarios o prefieres tener un orgasmo?" Exactamente, no hay necesidad de responder.

Sobre la autora

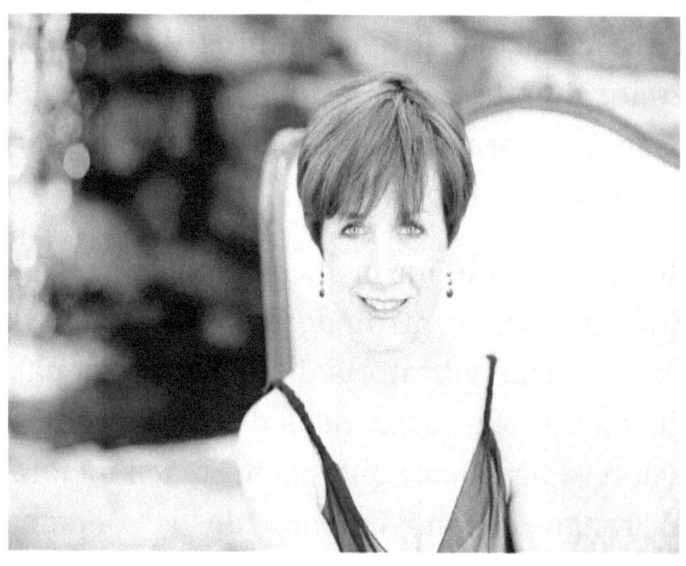

Foto por Sabre photography

Marcalee Sipski Alexander es una especialista en Rehabilitación que ha trabajado por más de 30 años en el campo de la lesión medular enfocándose en la sexualidad.

Ella, ha conseguido "becas de investigación" del Instituto Nacional de Salud (NIH), del Departamento de Educación, del Departamento de Asuntos de Veteranos (Department of Veterans Affairs) la fundación Craig H. Neilssen y varias organizaciones más para estudiar la sexualidad y la lesión medular.

Ha realizado muchas investigaciones, basadas en el laboratorio, en mujeres y hombres con lesión medular que ha llevado a nuevos conocimientos sobre el control neurológico de las respuestas sexuales. La Dra. Alexander llevo a cabo su investigación inicial con el Dr. Craig Alexander y más tarde fue editora de un libro titulado *Sexuality Function for People with Disability and*

Chronic Illness; A Health Professionals Guide (La función sexual en personas con discapacidad y enfermedades crónicas: una guía para el profesional de la salud") y un video llamado *Sexuality Reborn (El renacimiento de la sexualidad)* junto al Dr. Craig Alexander.

La Dra. Alexander se enfoca en el uso de telemedicina para tratar la disfunción sexual y dirige una clínica en Spaulding Rehabilitacion Hospital donde tiene consultas con personas a través de telemedicina para tratar sus cuestiones sexuales. Está actualmente trabajando en un libro para el público en general sobre el efecto de la medicación en la sexualidad y el control neurológico de la respuesta sexual.

La pueden seguir en twitter @spinalcordmd o en spinalcordmd@live.com.

La Dra. Alexander también está firmemente comprometida con la sostenilidad de nuestro ambiente. Recientemente comenzó con Sustain Our Abilites, sin fines de lucro para educar a las personas sobre el impacto del cambio climático en personas con discapacidad y comenzar una red de telerehabilitación para brindar consultas voluntarias en áreas de desastre. También está trabajando para desarrollar un foro llamado Sustain our Abilities que juntará a los líderes en el cambio climático y el ámbito de la discapacidad en el 2021. Para más información sustainourabilities.org.

Sobre el traductor

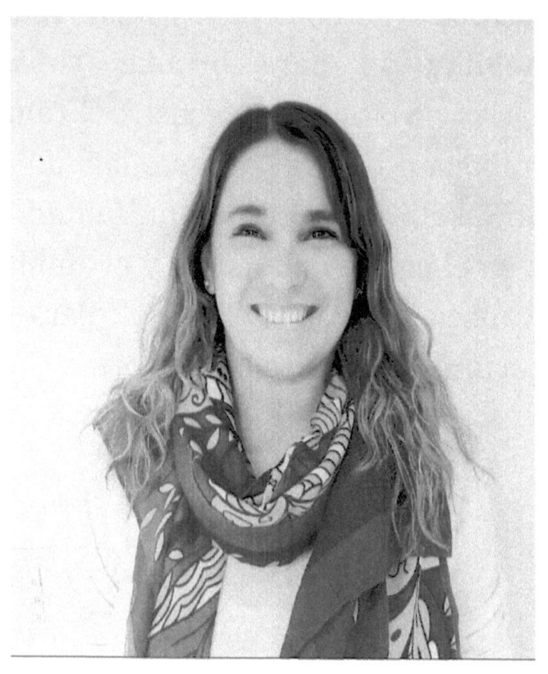

Melina Longoni Di Giusto es especialista en medicina física y rehabilitación, medicina hiperbárica y experta universitaria en terapias naturales.

Es presidente del capítulo de residentes de la especialidad, de la Asociación Médica Latinoamericana de Rehabilitación, con un fuerte compromiso en la formación de las futuras generaciones de especialistas.

Ha dictado conferencias en congresos nacionales e internacionales para profesionales en la temática de sexualidad y discapacidad y ha realizado talleres y desarrollado programas de sexualidad para personas con lesión medular.

Ha realizado múltiples investigaciones y publicado trabajos científicos y ha escrito capítulos de libros en inglés y español.

Actualmente se desempeña como Directora del departamento de Discapacidad de Ituzaingó, dependiente de la Secretaría de Salud, en Buenos Aires, Argentina, también es directora de un centro de rehabilitación dedicado a pacientes con diferentes patologías de abordaje ambulatorio, en la Provincia de Buenos Aires.

Es secretaria científica de la Asociación Interdisciplinaria Argentina de cicatrización de Heridas y es asesora científica para laboratorios multinacionales en el abordaje de las lesiones por presión y manejo de la vejiga neurogénica.

La Dra. Longoni tiene un fuerte compromiso con la sociedad y realiza proyectos solidarios en comunidades de pueblos originarios de Argentina, participa del proyecto de la Dra. Alexander, Sustain Our Abilities y tiene un consultorio de atención gratuita en su localidad para personas de bajos recursos.

Referencias

1 Master W, Johnson V. *Human Sexual Response* 1966: Boston, Little Brown and Co.

2 Mize S. A Review of Mindfulness-Based Sex Therapy Interventions for Sexual Desire and Arousal Difficulties: From Research to Practice. Current Sexual Health Reports 2015; 7: 89-97.

3 Sipski ML, Alexander CJ, Rosen RC. Sexual arousal and orgasm in women: Effects of spinal cord injury. Annals of Neurology 2001; 49: 35-44.

4 Sipski M, Alexander CJ, Gomez-Marin O. Effects of level and degree of spinal cord injury on male orgasm. Spinal Cord 2006; 44: 798-804.

5 Alexander M, Marson L. Orgasm and SCI: What do we know? Spinal Cord. 2018; 56(6): 538-547.

6 Soler JM, Previnaire JG, Mieusset R, Plante P. Oral Midodrine for Prostaglandin E1 Induced Priapism in

Spinal Cord Injured Patients. The Journal of Urology 2009; 182: 1096-1100.

7 Sipski ML, Alexander CJ, Rosen RC, Hamer RM. Sildenafil Effects on Sexual and Cardiovascular Responses in Women with Spinal Cord Injury. Urology 2000; 55: 812-815.

8 Alexander MS, Rosen RC, Steinberg S, Symonds T, Haughie S, Hultling C. Sildenafil in women with sexual arousal disorder following spinal cord injury. Spinal Cord 2011; 49: 273-279.

9 Soler JM, Previnaire JG, Plante P, Denys P, Chartier-Kastler E. Midodrine Improves Orgasm in Spinal Cord-Injured Men: The Effects of Autonomic Stimulation. The Journal of Sexual Medicine 2008; 5: 2935- 2941.

10 Alexander M, Bashir K, Alexander C, Marson L, Rosen R. Randomized Trial of Clitoral Vacuum Suction Versus Vibratory Stimulation in Neurogenic Female Orgasmic Dysfunction. Archives of Physical Medicine and Rehabilitation 2018; 99(2): 299-305.

11Courtois F, Charvier K, Leriche A, Vezina JG, Cote I, Raymond D, Jacquemin G, Fournier C, Belanger M. Perceived physiologic and orgasmic sensations at ejaculation in spinal cord injured men. The Journal of Sexual Medicine 2008; 10: 2419-2430.

12 Tepper M. The Ejaculation Affirmation. New Mobility accessed on line 11/26/17 http://www.newmobility.com/2016/02/the-ejaculation-affirmation/

www.ingramcontent.com/pod-product-compliance
Lightning Source LLC
Chambersburg PA
CBHW021014160726
47994CB00006B/2507